CONTRIBUTION A L'ÉTUDE

DU

MÉLANO-SARCOME

DE

LA RÉGION ANTÉRIEURE DE L'ŒIL

PAR

GEORGES BORDAS

DOCTEUR EN MÉDECINE

————— ⚹ —————

BORDEAUX

G. GOUNOUILHOU, IMPRIMEUR DE LA FACULTÉ DE MÉDECINE

11 — RUE GUIRAUDE — 11

—

1884

CONTRIBUTION A L'ÉTUDE

DU

MÉLANO-SARCOME

DE

LA RÉGION ANTÉRIEURE DE L'ŒIL

PAR

Georges BORDAS

DOCTEUR EN MÉDECINE

———————

BORDEAUX

G. GOUNOUILHOU, IMPRIMEUR DE LA FACULTÉ DE MÉDECINE

11 — RUE GUIRAUDE — 11

1884

INTRODUCTION

Deux observations nouvelles de mélano-sarcome de la conjonctive, dont l'une a été prise à la clinique ophthalmologique de la Faculté, par M. le professeur agrégé Lagrange, suppléant à ce moment M. Badal, et dont l'autre a été recueillie par M. le professeur Badal, dans sa pratique privée, nous ont paru présenter des particularités curieuses, et par le siège de la tumeur, et par sa structure, et par ses rapports.

Leur intérêt scientifique nous a semblé s'accroître encore lorsque nous les avons rapprochées des faits semblables publiés dans les divers recueils scientifiques. C'est pourquoi nous avons eu l'idée de les rapporter avec les détails qui suivent, dans notre thèse inaugurale.

Nous n'avons pu donner à cette étude un développement très étendu; l'affection mélanique de l'œil que nous allons décrire, se rencontre trop rarement pour avoir attiré, d'une façon sérieuse, l'attention des auteurs et conséquemment pour pouvoir nous fournir des matériaux nombreux et précis.

Sans doute ces tumeurs ont été signalées par un certain nombre de chirurgiens, et par quelques-uns même décrites avec détail. Leur histoire est cependant loin d'être achevée; leur point de départ, leur mode de développement, leurs rapports précis avec l'enveloppe fibreuse de l'œil, nous paraissent avoir été méconnus dans une certaine mesure.

Le travail le plus complet sur cette question a été écrit, en ces dernières années, par le Dr Bimsenstein ([1]). Nous avons lu cette thèse avec beaucoup d'intérêt, et nous avons surtout apprécié sa description clinique. Un seul point d'anatomie pathologique nous a paru manquer d'exactitude et être peu en rapport avec les données qui nous sont fournies par nos deux observations. Nous voulons parler du point de départ, du point d'origine de la tumeur.

Nous avons cherché, particulièrement par des examens histologiques, à étudier cette question et à la résoudre le plus scientifiquement possible.

C'est cette courte étude que nous soumettons aujourd'hui à l'appréciation de nos juges. Nous les prions d'excuser les défauts qu'ils pourront rencontrer dans l'exécution de la tâche que nous nous sommes imposée, en considérant que les premières descriptions du mélanosarcome sont de date récente et qu'un jeune observateur n'a pas eu l'occasion d'examiner beaucoup de ces faits par lui-même.

([1]) BIMSENSTEIN, *Thèse*, Paris, 1879.

Nous prions M. Lagrange de vouloir bien agréer ici l'expression de notre sincère gratitude, pour le concours si précieux qu'il nous a prêté, surtout dans l'examen anatomo-pathologique des tumeurs.

Nous n'oublierons pas, non plus, M. le professeur Badal, notre président de thèse, pour les excellentes indications qu'il a bien voulu nous donner. Qu'il reçoive l'hommage de nos dévoués remerciements.

CONTRIBUTION A L'ÉTUDE

DU

MÉLANO-SARCOME

DE

LA RÉGION ANTÉRIEURE DE L'ŒIL

CHAPITRE PREMIER

HISTORIQUE

L'étude des tumeurs de la région antérieure de l'œil, et particulièrement du mélano-sarcome, est de date toute récente. Les auteurs du siècle passé, pas plus que les anciens, ne pouvaient méconnaître les néoplasmes qui se développent sur cette région; mais ils avaient sur leur siège, leur point de départ, des opinions insuffisantes et erronées; pour eux c'étaient des *caroncules de la cornée*, des *excroissances de chair*.

Il faut arriver à Wardrop [1], en 1834, pour trouver un premier essai de description. Le grand chirurgien anglais divise ces lésions en trois espèces distinctes :

1º Celles qui apparaissent à la naissance et ressemblent aux nævi materni;

2º Celles qui ont une grande analogie avec les fongus qui naissent sur la surface des muqueuses;

3º Celles qui viennent après les ulcères de la cornée.

---

[1] WARDROP, *The morbid Anatomy of the Human Eye*, London, 1834.

Parmi la troisième catégorie, il cite un seul cas qui puisse nous intéresser : c'était une tumeur recouvrant une large portion de la cornée, avec une surface inégale, une couleur sombre spéciale et une texture unie (Pl. IV, fig. 2).

L'année suivante, Middlemore (¹) ajoute quelques faits personnels à ceux publiés par Wardrop.

En 1839, Warren (²) fait quelques recherches cliniques qui l'amènent à décrire deux formes distinctes : « La mélanose, dit-il, est une affection rare de l'œil; il y en a deux espèces, l'une maligne, l'autre qui ne l'est pas : cette dernière, que j'ai vue, est représentée par une tumeur noire, siégeant sur une portion de la coque de l'œil, généralement sur la sclérotique, près de la cornée. »

En France, cette question est délaissée à peu près complètement par les auteurs; en l'année 1843 parait bien le traité de Desmarres (³), mais il contient des observations relatives surtout au sarcome; et ne se rapportant point à la variété mélanique, dont nous nous occupons.

Dans un article de la *Gazette des Hôpitaux* de 1844, Ammon (⁴) s'occupe particulièrement du diagnostic du siège des tumeurs mélaniques de l'œil. Il insiste sur l'importance de distinguer deux espèces : l'une, celle de l'orbite, qui est incurable; l'autre, celle du bulbe, qui est curable.

Plus tard, en 1851, Lebert (⁵) décrit les néoplasmes de nature cancéreuse, tout en admettant cependant la possi-

(¹) Middlemore, *A Treatise on the Diseases of the Eye*, 1835.
(²) Warren, *in Surg. Observations on tumours*, 1839, p.518.
(³) Desmarres, *Kératectomie, ou Abrasion de la cornée*, in *Annales d'Oculist.*, 1843.
(⁴) Ammon, *in Gaz. Hôp.*, 1844, n° 131.
(⁵) Lebert, *Du cancer de l'œil*, in *Traité pratique des maladies cancéreuses*, Paris, 1851.

bilité d'une tumeur mélanique bénigne, mais la première
forme étant beaucoup plus fréquente que la seconde.

Dans la *Revue médico-chirurgicale* du mois de décem-
bre 1852, Pamard ([1]) se demande s'il faut toujours
classer la mélanose parmi les affections cancéreuses, ces
dernières étant caractérisées par une tendance constante
à se reproduire et par une terminaison fatale. A cela
Malgaigne ([2]) répond qu'il y aurait lieu de rechercher
s'il n'y a pas deux formes de tumeurs mélaniques, l'une
simplement locale et ne récidivant pas; l'autre qui
récidive et semble n'être qu'une manifestation d'une
diathèse générale.

Sichel ([3]) poursuit cette idée, énoncée par Malgaigne, et,
dans son *Iconographie ophthalmique*, il arrive à distinguer
une mélanose simple et une mélanose cancéreuse. Il
insiste même sur ce fait que beaucoup d'auteurs regar-
dent à tort la mélanose comme étant toujours un véritable
cancer mélanique. « Pour moi, dit-il, la mélanose n'est
autre chose qu'une sécrétion anormale plus ou moins
abondante d'une matière colorante particulière qui, dans
l'œil, est le pigment choroïdien. Celle-ci n'agit sur les
tissus et leurs fonctions que par la compression qu'elle
exerce. On ne peut redouter d'autres dangers de la mélanose simple, qui n'envahit pas les tissus, comme le fait
le cancer et la mélanose cancéreuse. » On le voit, il
accorde même une mention sérieuse à la bénignité de la
forme simple.

Demarquay ([4]), en 1860, émet sur ce sujet une opinion
vague et timide : « Velpeau et Nélaton veulent que la

([1]) PAMARD, *in Revue méd. chirurg.*, déc. 1852.
([2]) MALGAIGNE, *id.*
([3]) SICHEL, *Iconogr. ophth.*, 1852-59.
([4]) DEMARQUAY, *Traité des tumeurs de l'orbite*, 1860.

mélanose soit fatalement récidivable et mortelle; d'autres, comme Sichel, lui attribuent une grande bénignité; de nouvelles recherches sont nécessaires sur ce point. Pour nous, nous croyons que la mélanose oculaire non cancéreuse doit être rare chez l'homme. »

Virchow ([1]), de son côté, se range à l'avis de Sichel; il dit que les cas les plus bénins se rencontrent principalement dans les mélanoses de la conjonctive et de la sclérotique, surtout au bord de la cornée. Il ajoute : « Ces tumeurs peuvent être assez souvent sarcomateuses, mais le nombre des opérations suivies de guérison n'en est pas moins relativement considérable. »

Cette rapide esquisse historique indique nettement que l'étude du mélano-sarcome de la cornée est encore bien vague, bien insuffisante. Les auteurs précités se sont occupés de la question, surtout au point de vue clinique; aucun d'eux ne nous donne une description exacte de l'anatomie pathologique. Et il faut arriver à l'année 1870 pour trouver consignées dans un atlas les premières reproductions histologiques de ces néo-tissus. (Pagenstecher, Vienne, 1870.)

Dans ces dernières années, cependant, le D‌r Bimsenstein ([2]) a consacré aux tumeurs mélaniques extérieures un travail très intéressant, dans lequel sont relatées la plupart des observations connues.

Thou ([3]) a également publié un travail sur ce sujet. Nous n'insisterons pas pour le moment sur ces deux publications, devant y revenir en détail dans le cours de ce mémoire.

([1]) Virchow, *Pathol. des tumeurs*, 1869, p. 116, t. II.
([2]) Bimsenstein, *Thèse*, Paris, 1879.
([3]) Thou, *Thèse*, Paris, 1879.

CHAPITRE II

DESCRIPTION GÉNÉRALE DU MÉLANO-SARCOME DE LA CORNÉE

L'étiologie des tumeurs mélaniques de la cornée est très peu connue. Nos recherches dans les auteurs, et particulièrement dans la plupart des observations publiées, ne nous ont amené à aucune notion exacte des causes qui peuvent influer sur la naissance et le développement de ces néo-tissus. Dans certaines observations, un traumatisme a semblé en être le point de départ; dans d'autres, des ophthalmies rebelles en ont précédé l'apparition. Pour Ledentu (¹), le glaucome pourrait jouer un certain rôle. Les antécédents héréditaires sont nuls; on ne constate aucun vice constitutionnel, aucune diathèse générale.

Les tumeurs de ce genre sont rares : M. Panas (²), durant dix années de pratique, n'a rencontré que deux cas; il en est de même pour M. Badal. Les faits connus donnent à penser que l'affection est plus fréquente chez l'homme que chez la femme. Ainsi, sur quinze cas, nous remarquons douze hommes et trois femmes. Leur développement se ferait surtout de trente à soixante-dix ans.

Chez les deux malades dont nous publions les observations, nous n'avons eu aucun renseignement étiologique;

(¹) LEDENTU, *Recueil d'ophth.*, 1874.
(²) PANAS, *Anat. path. de l'œil.*

l'une, il est vrai, s'est présentée avec une hypertrophie du corps thyroïde, l'autre avec un ramollissement cérébral; mais ces lésions ne peuvent nullement être considérées comme des causes productrices de la tumeur.

Le début du mélano-sarcome est généralement silencieux et passe inaperçu; c'est par hasard que le malade porte son attention sur une ou plusieurs petites taches noirâtres siégeant sur la partie antérieure du globe oculaire. Il importe, dès ce moment, de ne pas confondre ces taches avec des productions pigmentaires analogues, qu'on retrouve quelquefois sur la sclérotique. Les premières sont d'un noir intense et s'accroissent par la formation de petites taches voisines qui finissent par se réunir; les secondes ont une teinte ardoisée et ne s'étendent pas. Ces petites taches augmentent peu à peu, mais très lentement, restant souvent stationnaires fort longtemps. Toutefois, après une durée qui varie de quelques mois à plusieurs années, elles finissent par augmenter de volume et par constituer une véritable tumeur. Fréquemment, ce n'est qu'à ce moment-là que le mélano-sarcome amène des troubles fonctionnels : il gêne soit par son volume, soit par la difformité qu'il entraîne; d'autres fois il détermine une conjonctivite catarrhale.

On observe alors une tumeur d'un brun noirâtre, sans coloration bien uniforme, présentant quelquefois des parties claires, des nuances très foncées, ou rougeâtres, ou grisâtres.

D'après l'examen des observations qu'il nous a été donné de consulter, ce genre de tumeur se montrerait plus fréquemment sur l'œil droit.

Leur volume est rarement considérable. Dans les

observations antérieures, les tumeurs sont comparées à un pois ou à une fève. Dans celles que nous publions, l'une était de la grosseur d'un petit œuf de pigeon, l'autre d'une grosse cerise. Les mouvements des paupières sont donc généralement libres; il y a cependant quelques exceptions; notre première observation en est un exemple.

Leur aspect est très variable. Elles se présentent sous la forme de masses arrondies, lisses ou lobulées; d'autres fois, avec une surface parsemée d'aspérités. Elles sont quelquefois pédiculées, mais le plus souvent elles ont une large base d'implantation, ayant ainsi une forme irrégulièrement conique.

Leur consistance est assez dure, quelquefois un peu molle. Habituellement il n'y a pas de sécrétion. Dans une de nos observations (II) cependant, nous avons constaté, outre la forme irrégulière de la tumeur en forme de champignon, un liquide sanguinolent qui en lubréfiait continuellement la surface. L'autre, c'est-à-dire la première, était le siège, de temps à autre, d'hémorrhagies assez abondantes. Le plus souvent la tumeur est unique; ses connexions avec les parties voisines sont tantôt lâches, tantôt serrées.

Le développement de ces tumeurs se faisant avec une certaine lenteur, les troubles fonctionnels se font long-temps attendre. La vision reste bonne un certain temps, puis diminue peu à peu, suivant l'étendue de la tumeur qui couvre la cornée et empêche le passage des rayons lumineux. La partie de la cornée qui n'est pas envahie par ce néo-tissu, fonctionne d'une façon normale.

Quant aux autres parties constituantes de l'œil, l'iris, le cristallin, les milieux transparents, elles ne subissent aucune altération; la conjonctive cependant présente quelquefois une inflammation catarrhale, produite par l'occlusion incomplète des paupières et son exposition constante à l'air.

Chose à noter, du côté du système lymphatique, on n'a jamais constaté de tuméfaction des ganglions. L'état général reste bon.

Cet état peut se prolonger pendant plusieurs années. Mais la progression, quoique lente, n'en est pas moins continue, et il arrive un moment où une force nouvelle amène une marche rapide. C'est cette période aiguë, pour ainsi dire, qui pousse les malades à venir demander l'intervention chirurgicale : le volume de leur tumeur a quelquefois doublé ou triplé dans l'espace de un à deux mois. De là une gêne plus considérable dans l'acte de la vision, une diminution du fonctionnement des paupières, une irritation consécutive.

A cette période que va-t-il se passer? Trois choses peuvent arriver :

1° La tumeur est extirpée;

2° L'œil est énucléé;

3° Le mal est abandonné à lui-même.

Dans le premier cas, les suites de l'opération sont d'abord très favorables, quelquefois cependant, après une hémorrhagie assez abondante; mais peu de temps après une récidive apparaît. Certains auteurs prétendent que lorsque l'excision a été complète, la tumeur ne récidive pas. Deux des observations que nous publions à la fin de ce travail, seraient une preuve de cette assertion. Quoi qu'il en soit, ce qui doit faire craindre surtout une récidive, c'est la précocité dans l'apparition de la tumeur et la rapidité de sa croissance.

Dans le deuxième cas, c'est-à-dire lorsqu'il y a eu énucléation ou excision de la moitié antérieure de l'œil, la guérison est assurée, complète et durable. Toutes les observations en sont une preuve éclatante. Non seulement il n'y a pas récidive, mais il n'y a pas de généralisation, pas de métastase, à l'encontre des autres tumeurs de l'œil.

Enfin, aucun fait connu ne peut indiquer ce qui adviendrait dans le dernier cas. Cependant, à en juger par l'évolution antérieure du mal qui est sans cesse progressive, on peut prévoir que le globe oculaire, la vision, ne tarderaient pas à être gravement compromis; qu'à un moment donné la tumeur prendrait une extension considérable et finirait par se généraliser.

Diagnostic. — Le diagnostic des tumeurs mélaniques de la région antérieure de l'œil n'offre d'ordinaire aucune difficulté; un examen attentif révèle bien vite si la tumeur siège sur la sclérotique, la conjonctive ou la cornée.

Si cependant on avait à observer un malade tout à fait au début de l'affection, alors que l'on n'a à considérer qu'une petite tache noirâtre, il serait difficile de se prononcer immédiatement entre un nævus et un sarcome mélanique. On éprouve alors les mêmes embarras que lorsqu'on a sous les yeux ces productions verruqueuses qui peuvent rester à l'état de tumeurs bénignes ou devenir de véritables cancroïdes. Il est vrai que les taches pigmentaires ont plutôt une teinte ardoisée et qu'elles ne s'étendent pas. Cependant, il faut réserver son diagnostic et surveiller la marche de la petite tache : si elle s'accroît, elle sera tenue pour suspecte et justiciable des moyens chirurgicaux propres à la détruire. On ne doit pas perdre de vue, du reste, que les nævi pigmentaires qui se montrent si souvent, soit dès la première enfance, soit à une époque plus ou moins avancée de la vie, peuvent eux-mêmes devenir le point de départ d'une tumeur mélanique. Dans l'origine, ces taches n'étaient certes pas de mauvaise nature et elles ont pu demeurer inoffensives pendant de très nombreuses années; mais, nous le répétons, il n'y a aucun caractère différentiel qui permette, au début, de distinguer l'une de l'autre la tache qui restera toujours bénigne et celle qui est appelée à dégénérer. La dégénérescence est démontrée uniquement par la marche envahissante de la petite production.

D'un autre côté, pourrait-on confondre le mélano-sarcome que nous décrivons avec les tumeurs, histologiquement de même nature, qui sont *intra-oculaires?* Nous ne le croyons pas. La distinction clinique est bien tranchée. Brière([1]), dans sa thèse remarquable sur les tumeurs mélaniques intra-oculaires, divise leur évolution en quatre périodes :

Dans la première, il y a décollement de la rétine et augmentation de tension intra-oculaire.

Dans la seconde, le malade revêt l'habitus glaucomateux, la cornée s'exfolie, la teinte de l'iris devient jaune rougeâtre, la pupille se dilate, le cristallin a la teinte ordinaire du glaucome; enfin, le malade éprouve des douleurs très vives.

Dans la dernière période, des ruptures se produisent dans l'hémisphère antérieure. Enfin, il y a généralisation, métastase, et le malade meurt.

La durée totale de cette lésion varie de trois à quatre ans.

Les *mélano-sarcomes orbitaires* ont, eux aussi, des allures bien différentes; ils sont surtout remarquables par leur caractère de malignité extrême. Ils prennent naissance dans le tissu graisseux de l'orbite, se développent tantôt

([1]) Brière, *Thèse*, Paris, 1873.

dans l'espace de quelques mois, tantôt avec une durée de trois ou quatre années, et ils arrivent le plus souvent à chasser au dehors le globe oculaire. Ils ont une grande tendance à la généralisation par métastase et par dissémination. Ils pénètrent dans la cavité crânienne ou infectent diverses parties de l'organisme : foie, reins, poumons, etc. Cette variété est donc fort grave, et le pronostic est à peu près fatal.

D'après Cornil et Trasbot, chez trente-cinq malades suivis depuis le début jusqu'à la mort, la durée a varié de trois mois à quatre ans. C'étaient à peu près les chiffres donnés par Nélaton.

L'épithélioma conjonctival a un début tout autre : c'est souvent un bouton de conjonctivite pustuleuse qui plus tard devient une tumeur à caractères distincts : elle est bosselée, rougeâtre; sa surface a un aspect papillaire; elle présente des excoriations et sécrète un liquide purulent. Son développement est très rapide, sa marche envahissante; elle cause de très vives douleurs et a une terminaison fatale.

Le ptérygion affecte une forme spéciale qui ne se rencontre jamais dans le mélano-sarcome. Il a la forme d'un triangle, dont le sommet est dirigé vers la cornée et la base vers la caroncule. Sa coloration n'est pas noirâtre; enfin, son extirpation simple amène la guérison.

Le pinguécula a une couleur jaunâtre ou blanchâtre; il a une marche très lente et très bénigne; son volume est très peu considérable; il varie d'une tête d'épingle à un grain de blé. Il reste souvent stationnaire.

Nous ne ferons que nommer, en passant, les polypes de la conjonctive, qui ont leur siège habituel près de la caroncule et du pli semi-lunaire, et n'ont pas une coloration noire.

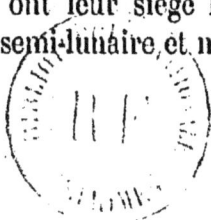

De même, les *kystes* ou *tumeurs dermoïdes* qui se rencontrent sur le limbe conjonctival ont une coloration gris jaunâtre ou blanche, et présentent à leur surface un ou plusieurs poils.

Pronostic. — Si nous considérons la nature intime et le mode d'évolution des sarcomes mélaniques que nous décrivons, nous ne pouvons, comme la plupart des auteurs, qu'être frappés par leur bénignité relative. Chez la malade de la première observation, l'affection s'est développée en vingt-deux mois, sans douleurs, sans accidents généraux, sans phénomènes de généralisation. Il n'est pas rare de voir l'affection consacrer plusieurs années à son développement : c'est ce qui a lieu dans l'observation n° II. Le contraste est donc frappant avec les tumeurs mélaniques intra-oculaires, ainsi qu'avec les autres cas de mélanose qui, comme on sait, sont remarquables par leur gravité et par la rapidité de cette généralisation.

Peut-on trouver la raison de cette différence dans la structure de cette variété de sarcome mélanique? La question est vraiment difficile à trancher, car elle se rattache au mode de formation même des tumeurs mélaniques sur lesquelles les histologistes sont loin d'être définitivement fixés.

Le sarcome simple est une tumeur à pronostic variable, mais ayant une tendance à la malignité d'autant plus grande que son organisation est moins élevée. Or le mélano-sarcome se rattache à la variété fuso-cellulaire. Cette première structure histologique indiquait d'abord une bénignité relative. Mais à cela vient se joindre le pigment mélanique. Et, à ce sujet, les auteurs se sont demandé si cette coloration particulière n'ajoutait pas un certain degré de gravité à cette affection. De là des recherches nombreuses et des opinions fort différentes émises par les auteurs les plus recommandables.

On est généralement unanime à distinguer les fausses mélanoses des mélanoses vraies : les premières devant leur coloration spéciale à la matière colorante du sang; les autres tirant leur aspect extérieur de la présence d'un pigment spécial, de la *mélanine*. Mais d'où vient ce pigment lui-même? Vient-il ou ne vient-il pas des globules sanguins? Dérive-t-il, ou non, de la matière qui colore les globules rouges? C'est là un point fort discuté et qui, dans l'état actuel de la science, n'est point encore catégoriquement résolu.

Breschet, en 1821, Trousseau et Le Blanc, en 1828, Lobstein, en 1829, se sont bornés à indiquer que les tumeurs mélaniques étaient produites par une sorte d'imprégnation des tissus sains ou morbides par une matière colorante.

Barwel, le premier, a fait remarquer la grande analogie qui existe entre le pigment des mélanoses et la matière colorante du sang.

Rokitansky, Kölliker, Rindfleisch soutiennent la même opinion : d'après ces auteurs, tout sarcome mélanique se développe d'abord comme les sarcomes ordinaires; au début, toutes les jeunes cellules sont incolores, la pigmentation vient ensuite par la précipitation des matières colorantes du sang.

Virchow (¹), tout en reconnaissant une grande ressemblance entre le pigment mélanotique et les dérivés de l'hématine, pense toutefois que la mélanose est due à une élaboration spéciale dirigée par les cellules du néoplasme.

(¹) Virchow, *Pathologie des tumeurs.*

C'est aussi l'opinion qu'ont défendue Lebert (¹), Cornil et Ranvier (²), Robin, etc. Ces auteurs s'appuient sur ce double fait, à savoir que, chez certains animaux inférieurs dépourvus de globules sanguins, on trouve une certaine quantité de pigment, et que le pigment des embryons de grenouille se forme avant le développement de la circulation. De plus, Robin (³) insiste sur la possibilité de différencier les dérivés de l'hématine d'avec la mélanine ou *mélaïne*. Cette dernière substance résiste à l'acide sulfurique pur, tandis que, sous l'influence de ce caustique énergique, la matière colorante du sang est rapidement détruite.

Mais tous ces faits n'ont pu arriver à donner une réponse sur le pronostic probable de cette affection. Tout ce que l'on peut avancer, et cela basé sur presque toutes les observations connues, c'est qu'il existe, dans l'histoire des mélano-sarcomes de la conjonctive, une forme clinique bénigne. Y a-t-il à cela une raison anatomique? La question n'est pas tranchée. En tout cas, une conclusion bien certaine à tirer, c'est que la présence de la granulation pigmentaire dans une tumeur sarcomateuse n'infère pas toujours une idée de malignité. En d'autres termes, le mélano-sarcome, apparaissant dans les circonstances décrites, comporte, quoique à des degrés variables, un pronostic bénin. Le même fait, du reste, se produit chez les chevaux où, au dire des vétérinaires, la mélanose oculaire est très fréquemment bénigne (⁴).

Quelques exceptions cependant ont été signalées. Fano (⁵), dans son *Traité des maladies des yeux*, rapporte

(¹) LEBERT, *loc. cit.*
(²) CORNIL ET RANVIER, *Anatomie pathologique.*
(³) ROBIN, *loc. cit.*
(⁴) BIMSENSTEIN, *loc. cit.*
(⁵) FANO, *Traité des maladies des yeux.*

le cas d'un jeune officier qui, après quelques ablations
partielles d'une tumeur mélanique de la conjonctive, vit
tout à coup son néoplasme se généraliser et mourut
d'une mélanose étendue à tout le système osseux. D'autres exemples analogues pourraient encore être cités,
mais, outre la rareté de ces cas, il faut remarquer la
lenteur de leur développement et l'état stationnaire
souvent très long par lequel ils passent. Le malade de
Fano avait depuis douze ans une petite tache mélanique
de la conjonctive, quand les accidents se précipitèrent.
De Wecker (¹) a vu pendant quatre ans une tumeur de ce
genre s'arrêter, puis grossir ensuite tout à coup. John
Williams (²) a rapporté l'observation d'une femme qui,
pendant quelques années, porta *une tache noire sur le blanc
de l'œil*. Dans l'espace de six mois cette tache prit les
proportions d'une tumeur considérable. Bimsenstein (³)
a observé une tumeur mélanique vieille de vingt-cinq ans.

Mais ces quelques faits ne nous amèneront jamais à
juger, en général, le pronostic de ces néoplasmes aussi
sévèrement que le font certains auteurs, entre autres
Heurtaux et Lebert. Pour Heurtaux (⁴), *cette espèce redou-
table se reproduit et se généralise avec beaucoup plus d'opinia-
treté que les autres sarcomes; on peut même dire qu'il n'est
point de tumeur dont la généralisation se fasse sur une plus
vaste échelle*. Lebert (⁵), de son côté, dit, en parlant des
tumeurs mélaniques de l'œil qui ont subi déjà l'intervention chirurgicale : *Quelques jours après l'opération, la conjonctive a presque repris son aspect normal, mais qu'on ne s'y
trompe pas, le triomphe du chirurgien optimiste ne sera pas de*

(¹) De Wecker, *loc. cit.*
(²) John Williams, *Ophthalmic hospital report*, déc. 1869.
(³) Bimsenstein, *loc. cit.*
(⁴) Heurtaux, *Dict. Jaccoud*, art. *Mélanose*.
(⁵) Lebert, *loc. cit.*

longue durée. Au bout de peu de mois d'autres tumeurs repa-
raîtront, que l'on enlèvera encore, et puis il arrivera un moment
où la rapidité du développement de la tumeur se jouera de
toutes les tentatives de la chirurgie.

Cette dernière proposition, particulièrement, nous
paraît exagérée. Sans doute nous plaçons ces tumeurs,
au point de vue de leur structure histologique, au même
rang que les tumeurs malignes graves; mais, au point de
vue clinique, vu leur évolution, vu l'état stationnaire par
lequel elles passent souvent, nous porterons dans la
majorité des cas un pronostic relativement bénin, subor-
donné, bien entendu, à un traitement approprié.

OBSERVATION I

(Communiquée par M. LAGRANGE, professeur agrégé.)

Marie X..., quarante-deux ans, mariée, sans enfants, se présente à
la clinique ophthalmologique de l'hôpital Saint-André de Bordeaux le
28 septembre 1883.

Les antécédents héréditaires de cette malade ne nous présentent
rien de particulier; ses antécédents personnels nous apprennent qu'à
l'âge de quatorze ans son corps thyroïde a subi une augmentation de
volume, qu'il conserve encore aujourd'hui où il atteint des dimensions
environ deux fois plus considérables qu'à l'état normal. Son accrois-
sement est depuis longtemps arrêté.

Il y a vingt-six mois, Marie X... commença à ressentir quelques
douleurs légères dans l'œil droit. La vision s'est troublée peu à peu,
mais n'a jamais complètement disparu. Il y a quinze jours la malade
pouvait constater la présence d'une lumière placée au milieu de
l'angle externe de l'œil. La disparition de la vision a coïncidé avec la
formation d'une tumeur noirâtre qui, partie de la limite interne de la
cornée, a atteint progressivement, sans douleurs, le volume qu'elle
présente aujourd'hui.

Depuis quelques mois cette tumeur noire remplit l'orifice palpébral
et le maintient largement ouvert. Elle est de temps à autre le siège
d'hémorrhagies assez fréquentes et assez abondantes.

Au moment où la malade se présente à notre observation, on constate une masse noirâtre grosse comme un petit œuf de pigeon. Cette masse se meut avec le globe oculaire qu'elle recouvre presque entièrement.

En écartant les paupières, on reconnaît facilement la base d'implantation de ce fongus qui prend racine sur la moitié externe de la cornée et sur une étendue à peu près égale de la sclérotique adjacente. Le segment interne est dépoli, un peu opaque, mais présente sa coloration et sa forme ordinaire.

Le globe de l'œil est parfaitement mobile dans la cavité de l'orbite; il a conservé sa dureté normale; il est le point de départ de céphalalgies assez fréquentes, mais d'une intensité modérée.

Les régions temporale, occipitale, sous-maxillaire ne présentent aucun ganglion malade. L'état général est bon, l'appétit et les forces bien conservés.

Le 9 octobre, l'énucléation de l'œil est pratiquée avec l'aide du professeur Badal; cette opération ne présente aucun incident particulier.

La guérison, obtenue en dix jours, s'est depuis maintenue.

La pièce anatomique mérite la description suivante :

Examen macroscopique. — La tumeur est à cheval sur le segment interne du limbe sclérotico-cornéen; sa base d'implantation a les dimensions d'une pièce de cinquante centimes. Compact à sa base, le néoplasme devient pulpeux, friable à mesure qu'on s'en éloigne. Sa couleur est d'un brun foncé rappelant celle de la truffe; on remarque des traînées plus claires, presque blanchâtres.

Le globe de l'œil est incisé dans le sens antéro-postérieur; la tumeur est à peu près partagée en deux moitiés égales. On peut ainsi se convaincre que la cavité oculaire est absolument intacte. La choroïde, les procès ciliaires, l'iris n'ont avec la tumeur aucun rapport. Ils en sont séparés par toute l'épaisseur de la sclérotique et de la cornée. Le néoplasme paraît appliqué sur la face externe de ces membranes avec lesquelles il a contracté une adhérence intime.

La conjonctive oculaire forme un bourrelet assez sensible à la base et au dehors du néoplasme. Cette membrane paraît se perdre insensiblement sur la surface externe de la tumeur.

Examen microscopique. — Conservée et durcie par les procédés ordinaires, la tumeur a été l'objet de deux ordres de coupes portant : les unes au niveau de la sclérotique, les autres au niveau de la cornée.

1° Au niveau de la sclérotique. Les coupes sont perpendiculaires à cette membrane. On y voit nettement les rapports de ses lames externes avec les éléments anatomiques de la tumeur. Les faisceaux fibreux de

3

la sclérotique sont déchiquetés et frangés ; ils plongent et disparaissent au milieu des cellules embryonnaires. A la périphérie de la tumeur on voit une lame scléroticale se réfléchir, soulevée qu'elle est par les éléments anatomiques. Il importe de remarquer que la sclérotique est absolument saine dans toute son étendue, sauf dans la partie la plus externe représentant à peu près le dixième de son épaisseur.

2° Au niveau de la cornée. Il est facile de reconnaitre ici l'intégrité complète de cette membrane ; sa lame épithéliale externe seule a disparu ; il est curieux de voir les cellules embryonnaires du néoplasme s'arrêter brusquement au milieu de la première lame cornéenne, restée indifférente à ce contact.

Soit qu'on la considère au niveau de la sclérotique ou de la cornée, la tumeur offre les caractères d'un sarcome fibro-plastique jeune, riche en cellules embryonnaires et possédant en certains points des éléments fusiformes groupés en faisceaux. Les vaisseaux y abondent ; les hémorrhagies anciennes, les foyers apoplectiques y sont très nombreux et contribuent pour une large part à la couleur noire du tissu morbide. Mais ce n'est point là l'unique cause de cette coloration spéciale. On en trouve aussi l'explication dans la présence de petits grains noirs bien visibles au grossissement de 350 D dans le protoplasma des cellules embryonnaires ou fusiformes.

Le point de départ exact de la tumeur nous a paru difficile à déterminer. A coup sûr ce n'est point la cornée, mais est-ce la sclérotique ou la conjonctive ? Ce n'est pas la sclérotique, parce que cette membrane est atteinte trop superficiellement ; parce qu'elle ne fournit point de vaisseaux au néoplasme, enfin parce que sa vascularisation propre n'est même pas augmentée. Il est impossible d'admettre qu'un pareil processus prenne naissance dans le feuillet externe de la sclérotique, sans que les autres lames fibreuses de cette membrane y participent dans une certaine mesure.

Au contraire, tout porte à penser que l'origine est dans la conjonctive, puisque ce sont les vaisseaux de cette muqueuse qui nourrissent la tumeur et qu'autour de cette dernière la conjonctive est épaisse, plus vascularisée, d'un aspect noirâtre.

La conclusion qui se dégage de cette discussion est donc qu'il s'agit d'un sarcome mélanique de la conjonctive.

Observation II

(Communiquée par M. le professeur BADAL.)

Sarcome mélanique de la conjonctive.

Mme R..., soixante-quinze ans, de Libourne, d'une bonne constitution, mais sous le coup d'un ramollissement cérébral assez prononcé, vit se développer, il y a environ quinze ans, une petite tumeur sur la limite de l'œil droit; l'usage de divers collyres amène une légère amélioration. Au bout de trois ou quatre ans, cette tumeur augmente subitement de volume; elle fut cautérisée et disparut à peu près complètement.

En juin 1882, une tumeur noirâtre se forme de nouveau au point primitivement affecté. Elle atteint rapidement le volume d'un petit champignon qui, dans l'espace de quelques mois, prend un développement très sensible et devient sanguinolent. La conjonctive est enflammée. Il s'en écoule un flux très abondant.

Le 8 août 1883, le professeur Badal voit la malade et constate sur la partie supérieure de la cornée et sur la sclérotique avoisinante un fongus noir du volume d'une grosse cerise. Les douleurs sont minimes, la vision par la partie inférieure de la cornée paraît conservée; l'œil présente sa dureté normale. Il n'y a point de ganglions lymphatiques malades. L'état général est bon.

L'extirpation de la tumeur seule, en rasant le globe oculaire, est certainement possible; elle a été proposée à la malade par un de nos confrères spécialistes de Bordeaux. Néanmoins M. Badal croit plus sage de faire une énucléation totale du globe de l'œil.

Cette opération est pratiquée, le 25 août 1883, avec l'aide de M. le Dr Vitrac, de Libourne. Elle ne donne lieu à aucun incident particulier. La malade guérit. Il n'y a pas de récidive.

La pièce anatomique mérite la description suivante :

Examen macroscopique. — Le néoplasme est placé à cheval sur le demi-cercle périkératique supérieur. La moitié supérieure de la cornée est recouverte, la moitié inférieure est au contraire libre. Le point d'implantation est sessile; la base de la tumeur présente à peu près les dimensions d'une pièce de cinquante centimes.

La surface du néoplasme est déchiquetée, irrégulière, creusée de sillons profonds; ses limites sont parfaitement nettes, ses faces latérales tombent à pic sur la cornée et sur la sclérotique.

Le globe de l'œil est incisé dans le sens antéro-postérieur; la tumeur est ainsi partagée en deux moitiés égales. La surface de la coupe présente la coloration noire, *truffée,* spéciale aux tumeurs mélaniques.

Examen microscopique. — Le râclage permet de constater des cellules sarcomateuses ovoïdes ou fusiformes. Elles contiennent une grande quantité de petits grains noirâtres de mélanine.

Les coupes ont été faites après durcissement par les procédés ordinaires. Elles ont porté surtout sur la partie centrale du néoplasme, de façon à intéresser également la cornée et la sclérotique.

Ces coupes se composent de deux parties bien distinctes; c'est une bandelette longitudinale formée par le tissu sclérotico-cornéen, au dessus de laquelle s'étale la section verticale du néoplasme. Il est ainsi facile de se rendre compte des rapports du tissu morbide avec les membranes sous-jacentes. La sclérotique et la cornée sont intactes. La première de ces membranes n'est ni plus vasculaire ni plus épaisse, ni amincie, ni ramollie. La cornée présente aussi son aspect ordinaire.

Les lames les plus externes sont seules en rapport avec le tissu sarcomateux; le faisceau cornéen le plus superficiel est soulevé en certains points par des cellules de nouvelle formation. De ce faisceau émanent quelques tractus fibreux qui cloisonnent irrégulièrement le néoplasme.

Si maintenant nous examinons la limite de l'une des nombreuses coupes que nous avons faites, nous constatons, entre la cornée saine et le point d'implantation de la tumeur, un fait des plus intéressants; les cellules sarcomateuses s'insinuent entre l'épithélium de la cornée et le premier feuillet de cette membrane. La lame épithéliale, ainsi mécaniquement décollée, est encore nettement reconnaissable. Pas plus que le tissu cornéen lui-même, elle ne parait malade. L'épithélium, ainsi que le tissu conjonctif de la cornée, ne prend aucune part dans cette production pathologique.

CHAPITRE III

ANATOMIE PATHOLOGIQUE

Un sarcome est toujours constitué par un ou plusieurs des éléments regardés comme propres au tissu conjonctif en voie de développement. Ces éléments sont variés : ce sont des noyaux embryoplastiques, sphériques, ou elliptiques, des cellules rondes à protoplasma très minces, des fibres fusiformes.

De là résultent des productions présentant des structures très variées. Pour les tumeurs que nous étudions, nous pouvons les partager en deux classes répondant à deux formes anatomiques assez distinctes :

1° Les sarcomes composés principalement de fibres fusiformes. Ils correspondent aux tumeurs fibro-plastiques de Lebert, au sarcome *fasciculé* de Cornil et Ranvier.

2° Les sarcomes où dominent les éléments globuleux, noyaux ou cellules; ce sont les sarcomes *embryoplastiques*. Deux autres particularités viennent s'ajouter à la structure de notre tumeur : sa richesse vasculaire et son infiltration abondante de pigment qui constitue la variété de *mélano-sarcome*.

Si l'on divise un sarcome mélanique, on remarque d'abord que la surface de section est molle et pulpeuse, friable et qu'elle présente une couleur noire qui presque toujours n'est pas uniforme. A côté de certains lobes d'une teinte absolument noire, on en voit d'autres plus clairs qui donnent quelquefois au tissu l'aspect de la truffe.

Cette comparaison est si exacte, qu'elle a été faite bien souvent. Mais en outre de ces types, on trouve des tumeurs dont la coloration est très variable : quelques-uns ont seulement une teinte jaunâtre, parce qu'elles contiennent fort peu de pigment; d'autres fois la masse morbide est, dans son ensemble, du noir le plus intense; ou bien enfin des tumeurs sont tachetées, mélangées de parties blanches, grises, brunes et noires; disposées quelquefois avec une certaine élégance.

Comme on le voit, de nombreuses variétés peuvent se présenter; mais, dans la plupart des cas, la ·coloration est telle et si caractéristique, qu'il est impossible de se méprendre sur sa nature.

De la surface de la coupe s'échappe, en plus ou moins grande abondance, un suc noir qui tache le linge, le papier, comme l'encre de Chine elle-même.

Dans une de ces tumeurs en voie de développement, les grains mélaniques n'envahissent pas en même temps tous les éléments de la tumeur, et l'on constate que toutes les cellules ne sont pas également imprégnées. A la périphérie surtout, on trouve avec facilité une zone très légèrement pigmentée ou même absolument dépourvue de pigment.

Si maintenant nous examinons au microscope les éléments de ces tissus, nous reconnaissons ces cellules arrondies ou fusiformes, disposées le plus ordinairement comme dans le sarcome fasciculé et dont nous avons déjà parlé au commencement de ce chapitre.

Les cellules jeunes qui occupent les limites extrêmes

du tissu morbide se montrent sans aucune trace de pigment; quelques-unes cependant sont colorées, dans leur totalité ou dans une partie de leur étendue, par de la matière pigmentaire qui les imprègne et leur donne une teinte brune, rouillée ou jaune chamois. Les cellules plus âgées présentent quelques granules, d'abord dans le protoplasma, autour du noyau, puis dans le noyau lui-même. Le nombre des granules venant à augmenter, le noyau cesse d'être visible; la cellule, quelle que fût sa forme dans l'origine, devient globuleuse et prend l'aspect d'une petite masse uniformément noire. Les cellules ainsi altérées finissent par se détruire, et laissent à leur place un liquide qui tient en suspension des granulations mélaniques, dont quelques-unes sont si petites qu'elles offrent le phénomène du mouvement brownien, et de petits blocs noirs qui résultent de l'agglomération d'un certain nombre de granules. C'est à cette période de destruction, qu'on peut voir le sarcome mélanique tomber en détritus et fournir un écoulement de liquide foncé ou noir, plus ou moins abondant.

Quelques mélano-sarcomes, dont le tissu est simplement gris ou ardoisé, ne possèdent qu'un petit nombre d'éléments colorés au milieu de ceux qui ne le sont pas; et quelquefois on est surpris, à l'examen au microscope, de trouver une aussi petite quantité de pigment dans des tumeurs dont la teinte en faisait supposer beaucoup plus.

Les sarcomes mélaniques ne doivent pas être confondus avec les sarcomes colorés par un épanchement sanguin. Dans ces derniers, il n'est pas difficile de reconnaître les modifications successives éprouvées par la matière colorante du sang, tandis que les mélano-sarcomes possèdent des granulations qui sont noires dès l'origine.

Quel est le siège primitif, quel est le point de départ des tumeurs mélaniques dont nous nous occupons? Pour répondre à cette question, nous nous bornerons à étudier en détail les deux observations que nous donnons à l'appui de ce travail.

Nous remarquerons deux choses principales : 1° le siège de la tumeur; 2° son mode de développement.

Le siège offre ceci de particulier : qu'il intéresse la sclérotique et la cornée dans une étendue à peu près égale. Le néoplasme est à cheval sur le limbe sclérotico-cornéen. Les adhérences de ces deux tumeurs à la cornée et à la sclérotique sont assez étroites, mais la substance même de ces deux membranes est restée absolument indemne.

Les rapports de ces sarcomes avec la cornée méritent surtout notre attention. Le néoplasme, dans son accrois-sement, a simplement soulevé le feuillet épithélial de cette membrane, l'a détruit, s'est, en quelque sorte, assis sur les lames cornéennes, sans rien leur prendre, sans rien leur donner. Les vaisseaux de cette portion de la tumeur sont très nombreux, surtout dans notre première observation, mais ils viennent exclusivement de la conjonctive. Pas plus qu'à l'état normal, il n'en existe dans la membrane transparente de l'œil.

Nous nous sommes demandé si ce sont là choses communes dans les sarcomes de la région antérieure et extérieure de l'œil, et nous nous sommes efforcé de préciser le rôle que joue la cornée dans le développement des tumeurs que nous étudions. Pour cela, nous avons consulté la plupart des observations connues, et que nous rapportons à la fin de notre travail, et nous avons remarqué que, la plupart du temps, on se contente de signaler l'envahissement de la cornée dans une plus ou moins grande étendue, sans donner de détails sur les lésions qu'elle présente. Peu d'observateurs ont porté leur attention sur ce point spécial, indispensable à connaître cependant si l'on désire être fixé sur l'origine précise de l'affection.

Les renseignements anatomo-pathologiques que nous lisons dans ces observations, concordent absolument avec l'étude histologique de nos deux observations. Le cas de Desmarres seul paraît faire exception; les fibres de la cornée y sont détruites et remplacées par du tissu squirrheux qui pénètre jusqu'à la membrane de Descemet. Les fibres cornéennes « *parcheminées* ou *tannées* » sont en contact avec les éléments de la tumeur sarcomateuse. Mais n'est-il pas infiniment probable que la cornée a simplement subi l'influence du voisinage du néoplasme? Si cette membrane avait donné naissance à la tumeur, elle serait détruite, dégénérée, infiltrée d'éléments embryonnaires.

Nous ne saurions trop insister d'ailleurs sur les détails de l'examen histologique qui concerne notre deuxième observation. On aperçoit avec la plus parfaite netteté une bandelette de tissu sarcomateux qui soulève l'épithélium, l'écarte du tissu cornéen, glissant ainsi entre ce dernier tissu et la lame épithéliale.

De même, la sclérotique, dans tous les examens anatomiques complets, a été trouvée presque complètement indemne. Son épaisseur, sa consistance, ont toujours été respectées par le néoplasme.

Il nous paraît donc démontré que la sclérotique et la cornée servent aux tumeurs dont nous parlons de point d'appui et non de point d'origine.

Les lois de l'anatomie pathologique viennent au surplus parfaire la démonstration tirée des faits précédents.

Il existe en effet dans l'économie humaine un tissu absolument comparable par sa structure au tissu sclérotical : c'est celui des tendons. Or les tendons, la chose paraît bien établie, ne sont jamais le siège de néoplasme. Schwartz (¹) n'a pu en trouver aucun exemple authentique. Les tumeurs sarcomateuses qui se développent sur les tendons ont toutes pris racine sur la séreuse enveloppante; de même les tumeurs mélaniques des parties externes de l'œil se développent aux dépens de la conjonctive pour s'étaler sur la sclérotique et la cornée.

Il est par conséquent inexact de dire avec l'auteur (²) qui, dans ces dernières années, a le mieux étudié cette affection, qu'elle prend son origine soit dans la sclérotique, soit dans la cornée, soit dans la conjonctive. Cet auteur incline même à penser que le siège le plus fréquent des tumeurs mélaniques est la sclérotique, au point où cette membrane s'unit à la cornée.

C'est en effet là que siègent de préférence les tumeurs mélaniques externes de l'œil, mais elles s'y développent aux dépens du repli conjonctival qui vient se terminer dans cette région. De là elles s'étendent en rayonnant et sur la sclérotique et sur la cornée : elles s'insinuent au-dessous du feuillet épithélial de cette dernière membrane.

Quant à l'examen anatomo-pathologique des tumeurs dont nous rapportons les deux observations, il ne fait que confirmer le diagnostic porté de mélano-sarcome.

La grande masse de la tumeur se compose de cellules fibro-plastiques. Beaucoup renferment dans leur protoplasma des granulations brunes. On distingue aussi bon nombre de cellules embryonnaires jeunes, représentant évidemment le premier stade d'évolution des éléments

---

(¹) SCHWARTZ, *Dict. Jaccoud*, art. *Tendons*.
(²) BIMSENSTEIN, *loc. cit.*, pag. 32 et 33.

fibro-plastiques qui constituent la tumeur. Or ces cellules ne renferment pas de pigment. Les granulations noirâtres intra-cellulaires siègent évidemment dans les cellules les plus avancées en âge. C'est là ce qui se produit, d'après la plupart des auteurs, dans les véritables tumeurs mélaniques.

L'examen microscopique a aussi démontré la présence d'un grand nombre de vaisseaux sanguins. Quelques-uns d'entre eux, surtout dans la première observation, mal soutenus par le tissu friable qui les entoure, se sont rompus en formant des foyers apoplectiformes.

Il n'est pas douteux que ces foyers ne contribuent pour une certaine part à donner à la tumeur sa coloration noirâtre. Entre ces infarctus hémorrhagiques, on peut encore reconnaître un certain nombre de globules sanguins, errants, disséminés dans le néoplasme. Certains petits amas noirâtres, vus à un fort grossissement, paraissent nettement constitués par des globules entassés. Mais l'expérience de Robin [1], consistant à traiter les granulations pigmentaires par l'acide sulfurique, a donné un résultat parfaitement démonstratif. Cet acide, sans mélange d'eau, placé pendant quelques minutes sur la préparation, a tout fait disparaître, sauf les granulations pigmentaires elles-mêmes.

C'est donc bien à une tumeur mélanique vraie et non point à la fausse mélanose hématique que nous avons affaire dans les cas que nous analysons.

[1] ROBIN, *loc. cit.*

CHAPITRE IV

TRAITEMENT

Quelle est la conduite à tenir en présence d'un mélano-sarcome de la conjonctive?

Nous éliminerons tout de suite le traitement médical, cette variété de tumeur n'étant consécutive à aucun vice constitutionnel, à aucune diathèse générale.

Le seul recours est donc l'intervention chirurgicale.

Une première méthode, non sanglante, c'est la cautérisation et la destruction de la tumeur par des agents caustiques. Quelques chirurgiens ont fait des tentatives avec le nitrate d'argent (Obs. II), le chlorure de zinc, mais ils ne sont arrivés à aucun résultat favorable et ont été obligés d'employer des moyens plus radicaux.

La deuxième méthode, sanglante, comprend, soit l'extirpation de la tumeur, soit l'ablation de la moitié antérieure de l'œil, soit l'énucléation du globe oculaire.

L'extirpation simple avec le bistouri ou des ciseaux a été pratiquée par la plus grande majorité des chirurgiens. Ainsi, sur les douze observations que nous avons recueillies, elle a été tentée cinq fois; et sur ces cinq fois, elle a donné un seul résultat durable. Elle s'accompagne presque toujours d'hémorrhagies assez abondantes. La plupart du temps une récidive ne tarde pas à se montrer et à persister jusqu'à ce qu'une intervention plus radicale détruise à jamais la tumeur. Gillette (¹) cite l'observation d'un homme qui se présenta dans le service de Richet avec un sarcome mélanique de l'œil droit : cinq fois l'extirpation avait été faite, cinq fois le néoplasme s'était reproduit.

Ne serait-il pas préférable, pour l'extirpation, de se servir du thermo-cautère et ne pourrait-on pas, comme le fait remarquer le Dr Galezowski (²), réparer la perte de substance par la greffe.

L'ablation de la moitié antérieure de l'œil a été assez rarement faite. Nous trouvons dans les observations que nous publions, un seul cas de ce genre. (Obs. IX.) La guérison fut obtenue, mais peu de temps après le reste de l'œil s'affaissa.

Enfin, l'énucléation est le grand moyen, le moyen radical qui, dans tous les cas connus, a amené une terminaison heureuse. Elle a été employée avantageusement dans les deux faits que nous rapportons. De plus, dans les douze observations citées, elle est mentionnée sept fois, et toujours sans récidive.

Maintenant, dans quels cas le chirurgien doit-il employer de préférence telle ou telle méthode? La question est difficile à trancher.

La bénignité de la période de début, l'état stationnaire par lequel passent souvent ces tumeurs font que les chirurgiens répugnent à une opération radicale et se contentent, peut-être trop fréquemment, de l'extirpation pure et simple de la tache conjonctivale.

Dernièrement encore Bowmann (³) disait que l'ablation,

(¹) GILLETTE, Union médic., 1873, n° 31.
(²) GALEZOWSKI, Diagnostic et Traitement des affections oculaires.
(³) BOWMANN, Société du Royaume-Uni, 16 janvier 1882.

avec application consécutive de chlorure de zinc, lui paraissait le procédé le plus rationnel.

Sans doute, lorsqu'il existe une petite tumeur très circonscrite, il ne sera pas nécessaire de sacrifier le globe de l'œil en entier. L'extirpation très large du néoplasme pourra être suffisante; mais nous croyons que si, après cette première opération, l'affection récidive dans la cicatrice, il n'est plus permis d'hésiter; il faut laisser là les petits moyens et débarrasser du même coup le malade de son œil et de son affection. Il sera même urgent de se hâter si on veut éviter la généralisation viscérale de la mélanose. Le clinicien ne devra pas perdre de vue que presque toutes les extirpations de la tumeur seule se sont accompagnées de récidive dans la cicatrice. L'énucléation du globe de l'œil, au contraire, a donné constamment des résultats durables. Il est sage de s'y résigner de bonne heure.

OBSERVATION I

(RUBSENSTEIN, *th.* Paris, 1879.)

Mélano-sarcome de l'œil droit.

Paul B..., âgé de cinquante et un ans, se présente le 4 mai 1879 à l'Hôtel-Dieu, à la consultation de M. le professeur Panas.

Interrogé sur ses antécédents, le malade ne donne aucun renseignement digne d'être noté. La santé a toujours été bonne; il n'a jamais souffert des yeux; dans sa famille, il ne connaît aucun cas semblable à l'affection dont il est atteint. Enfin, il n'existe aucun vice héréditaire.

Il y a environ vingt-cinq ans, son attention a été attirée sur l'existence d'une petite tache noire siégeant à l'œil droit, un peu en dehors du rebord cornéal. Cette tache s'est agrandie peu à peu, avec une extrême lenteur, n'occasionnant jamais aucune douleur ni aucun trouble de la vision. De temps à autre seulement son œil devenait rouge, un peu douloureux et s'accompagnait d'une secrétion muqueuse abondante, tous symptômes d'une conjonctivite catarrhale. Aujourd'hui, le malade vient consulter pour un accident semblable, qui, cette fois, paraît avoir une intensité plus grande. Son état actuel est le suivant :

Une tumeur noirâtre apparaît à la région antérieure et extérieure de l'œil droit. Elle est située à la jonction de la sclérotique et de la cornée, envahissant surtout la première de ces membranes et s'étendant d'un centimètre environ sur la seconde. Elle a une forme irrégulièrement conique, et la base de ce cône présente une largeur de deux centimètres environ. La surface, lisse à la partie inféro-interne, est parsemée de saillies et de dépressions sur le reste de son étendue; elle n'est le siège d'aucun produit de sécrétion. Sa consistance est assez ferme; et la pression, même intense, ne provoque aucune sorte de douleur.

La cornée, sauf les points envahis, paraît lisse et polie; mais, à l'éclairage oblique, on constate une petite traînée grisâtre dans ses couches superficielles et s'étendant horizontalement au niveau du bord inférieur de la pupille.

L'iris, le cristallin, les milieux de l'œil sont intacts. L'acuité visuelle est égale à 2/3. L'appareil lacrymal fonctionne normalement.

Il n'y a pas d'engorgement ganglionnaire et les mouvements du globe oculaire sont libres. L'occlusion des paupières n'est pas entravée;

seulement, quand l'œil s'ouvre pour regarder en face, une portion de la tumeur repose sur le bord libre de la paupière inférieure.

Le malade présente en outre les symptômes d'une conjonctivite catarrhale assez intense, pour laquelle il vient aujourd'hui réclamer des soins : sécrétion muqueuse assez abondante, rougeur vasculaire dans le cul-de-sac oculo-palpébral. La conjonctive oculaire est sillonnée par de gros vaisseaux dilatés qui semblent se perdre dans l'épaisseur de la tumeur. Il y a enfin une sensation de picotement, de la chaleur et de la lourdeur des paupières. Notons, en terminant, que cette complication de conjonctivite n'est survenue que depuis quelques jours.

M. le professeur Panas porte le diagnostic de mélano-sarcome, et, se préoccupant plus de la tumeur que de l'accident moins grave qui l'accompagne, il en propose l'extirpation au malade. Mais celui-ci ne veut pas consentir à une opération dont la gravité lui semble peu en rapport avec la bénignité qu'il attribue à son affection. On se contente de lui prescrire un traitement simple contre la conjonctivite.

Le malade, quittant Paris, est complètement perdu de vue.

OBSERVATION II
(London Surg. Gaz., déc. 1842 et février 1843.)

Anne Wrigt, âgée de soixante-deux ans, attachée à l'Institut ophthalmique de Londres, nous apprend que pendant douze ans elle a été sujette à des poussées inflammatoires siégeant à l'œil droit, de gravité variable, mais laissant toujours un point rouge à la partie externe de la cornée. A ces moments, elle se lavait à l'eau chaude, et les poussées disparaissaient graduellement ; toutefois, le point rouge persistait. Sa santé ne s'en est pas ressentie pendant quelques années. Deux mois avant son entrée à l'hôpital, ses amies attirèrent son attention sur l'œil droit, en lui faisant remarquer « qu'il y avait réellement quelque chose. » En s'examinant, elle découvrit une petite tumeur faisant saillie à l'endroit qu'occupait récemment le point rouge. Elle n'en était nullement incommodée, et elle ne se serait pas aperçue de son existence si les autres ne lui en avaient fait la remarque.

En examinant l'œil, je découvris une tumeur d'une couleur bleu foncé qui faisait saillie sur la cornée au point où celle-ci s'unit à la sclérotique, et qui s'étendait jusqu'à la limite de la pupille. La base était solidement adhérente aux parties sous-jacentes ; on voyait en outre de nombreux vaisseaux sanguins qui venaient se perdre dans la tumeur. J'ai soigneusement examiné l'intérieur de l'œil, mais je n'ai pu y découvrir le moindre indice de maladie. Rien d'anormal n'apparaissait à la partie postérieure du globe, et la maladie semblait se confiner à la région antérieure et superficielle. Prenant en considération l'étendue de la base de la tumeur sur la cornée et ignorant la profondeur du mal, pesant en outre la difficulté d'enlever la tumeur sans ouvrir la chambre antérieure de l'œil et sans peut-être détruire l'organe, je décidai de donner à la malade la chance d'une destruction de la tumeur par les caustiques, et j'appliquai largement le nitrate d'argent. Le jour suivant, la tumeur apparaissait plus petite; mais, quelques jours après, elle reprit ses premières dimensions. J'appliquai plus largement le nitrate d'argent, mais sans un meilleur résultat, et les soupçons que j'avais dès le début sur le caractère malin de la maladie se fortifièrent.

Je perdis de vue la malade pendant un mois, mais lorsque je la revis de nouveau, la tumeur avait fait des progrès considérables. Le cas a été observé pendant cette période par plusieurs médecins qui furent tous de mon avis, en considérant la maladie comme étant de nature maligne. Alors surgit la question importante de savoir quel était le meilleur parti à prendre; l'extirpation du globe apparut un procédé trop violent: la maladie paraissait strictement locale, limitée qu'elle était à la partie antérieure de l'œil. Nous jugeâmes donc de tenter de détacher la tumeur de sa base et de donner ainsi à la patiente le bénéfice d'une guérison par l'opération la moins grave.

L'opération fut ajournée au 18 novembre et fut pratiquée avec un bistouri convexe. En prenant les plus grandes précautions, je réussis à enlever la tumeur sans blesser la chambre antérieure. Un point suspect sur le bord de la cornée fut touché avec le nitrate d'argent: l'hémorrhagie fut assez abondante pendant un certain temps, mais elle céda à l'application du froid.

L'examen microscopique a donné les résultats suivants: la tumeur était formée de cellules à noyaux discoïdes, elliptiques, de dimensions variables, aplaties et présentant divers degrés de coloration, quelques-unes à peine transparentes, d'autres remplies d'une matière colorante noire ressemblant à la sépia. Les noyaux, plus ou moins nombreux, étaient variables de forme et de volume, mais la forme elliptique était prédominante. En quelques points, on apercevait un amas de petites cellules accolées les unes aux autres; ailleurs, elles étaient plus grandes et mesuraient 1/2250° de millimètre dans leur grand diamètre. On y voyait aussi des fibres qui paraissaient former les parois des cavités dans lesquelles les cellules se sont développées; en quelques points même, ces fibres constituaient toute la tumeur. Notons aussi de grandes cellules accumulées en plus ou moins grand nombre dans les inter-

4.

stices du tissu cellulaire de la conjonctive, de la sclérotique et des couches superficielles de la cornée. La tumeur, de consistance assez molle et de couleur brun foncé, était riche en vaisseaux.

Février 1843. Je suis heureux de constater que depuis l'opération la marche de la maladie a été de plus en plus satisfaisante. La patiente a quitté sa chambre le septième jour, pouvant supporter la lumière sans inconvénient; je craignais une récidive, mais rien jusqu'à présent ne la fait prévoir. Il n'y a point d'opacité de la cornée à la place de la lésion, quoique une petite portion de cette membrane ait été enlevée. Tous les vaisseaux sanguins qui se rendaient dans la tumeur et qui formaient un réseau sur la sclérotique ont disparu, et, à l'exception d'un simple petit point à la jonction de la sclérotique et de la cornée, il serait difficile de dire si l'œil a été malade. La vue est excellente; la malade va même jusqu'à dire que cet œil est meilleur que l'autre.

OBSERVATION III

(HEDDŒNS, *Arch. für Ophthalmologie*, IVe partie, p. 341, Berlin, 1861.)

Peter K..., âgé de cinquante-huit ans, se présente à mon observation au mois de mars 1858, il est affecté à l'œil droit d'une tumeur noirâtre qui empêche l'occlusion complète des paupières. Elle a la forme d'une framboise et elle est recouverte d'une membrane transparente. Cette tumeur a la grosseur de 4 pois environ et elle est d'une consistance pâteuse. Elle recouvre le tiers externe de la cornée et une surface égale de la partie voisine de la sclérotique. Sa base est solidement adhérente; elle n'est pas douloureuse, mais sa surface a été le siège d'hémorrhagies fréquentes. C'est dans l'espace de trois ans qu'elle a atteint le volume qu'elle présente; le reste de la cornée est intact et l'acuité visuelle est normale. L'iris, dont la coloration est d'un gris bleu, présente à la partie qui est en regard de la tumeur des taches brun jaune. L'extirpation du néoplasme a seulement amené une hémorrhagie abondante. La masse s'est détachée entièrement de la sclérotique et de la cornée, si bien que cette dernière est restée transparente. Il faut noter toutefois que la région du limbe cornéal d'où la tumeur a été excisée, a conservé une coloration brun jaune sur une longueur de 6 millimètres et sur une largeur de 1 à 2 millimètres.

Au bout de trois mois, la guérison s'était maintenue parfaite, mais les taches brunes de l'iris persistaient encore. D'où provenait donc cette masse? Était-ce du limbe cornéal du corps ciliaire ou de la périphérie de l'iris? Deux années après, la cornée présentait une structure normale à l'endroit en question.

L'examen microscopique de la tumeur mélanique a montré une masse de détritus, des cellules d'épithélium avec et sans pigment, des noyaux libres, de grandes et nombreuses cellules rondes à gros noyaux, mais par contre pas de cellules à queue.

OBSERVATION IV

(POLAND, *Ophthalmic Hospital Reports*, 1857-59, p. 168.)

Pendant l'été de 1857, un cas remarquable de tumeur mélanique de l'œil s'est présenté à notre observation.

Un homme de cinquante ans vint nous consulter à Moorfields; il avait fait cent milles et il demandait seulement une consultation, désirant retourner le jour suivant dans sa ville.

Il portait à la partie externe de l'œil gauche une tumeur mélanique, très adhérente par sa base et de la grosseur environ de la moitié d'une noix. Elle s'était accrue lentement depuis plusieurs mois, et elle ne causait aucune gêne. Elle naissait sans aucun doute de la partie externe de la cornée et elle semblait être parfaitement indépendante de la rétine. Le volume de l'œil était normal, la cornée lisse et transparente, l'iris naturel et agissant parfaitement, enfin la vision la même qu'à l'autre œil. Une portion de la tumeur fut retranchée, et l'examen microscopique confirma du coup que la tumeur naissait à la partie externe du globe oculaire.

Il n'était pas possible d'enlever la tumeur sans l'excision d'une large portion de la sclérotique qui aurait nécessairement détruit l'œil du même coup. Si on avait dû en conséquence pratiquer une extirpation radicale, ce n'aurait été qu'aux dépens de l'œil lui-même.

Le malade ne voulut pas subir l'opération, il était venu seulement pour s'assurer de la nature réelle de la maladie dont il était atteint.

OBSERVATION V

(DE WECKER, *Traité des maladies des yeux*, 1869.)

X..., notaire, âgé de soixante-dix ans, se présente en 1862 avec une tumeur mélanique, de la grosseur d'une forte fève, siégeant sur l'œil gauche, sous la conjonctive, au-devant de l'insertion du droit supérieur. La tumeur gênait beaucoup par sa procidence et par le frottement qu'elle exerçait sur la paupière supérieure. L'ablation fut pratiquée et, six mois après, la cicatrice était fortement adhérente à la sclérotique, qui était marquée çà et là de taches noires; deux nouvelles tumeurs s'étaient développées de chaque côté de la cicatrice. Celles-ci, de la grosseur d'une petite lentille, étaient peu saillantes et d'une couleur noire très foncée.

J'observai le malade jusqu'au mois d'avril 1866, m'abstenant de toute intervention chirurgicale, vu la lenteur de l'affection et le peu de gêne qu'accusait le malade. A cette époque, les tumeurs avaient acquis le volume de deux grosses fèves. De plus, le limbe conjonctival était tatoué de noir, et l'éclairage oblique révélait la présence de dépôts noirs analogues dans la couche épithéliale de la cornée jusqu'à trois millimètres de distance de son bord. Je fis alors avec facilité l'abrasion des deux petites tumeurs, laissant toutefois un fond parsemé de petits dépôts mélaniques. La guérison marcha avec rapidité. Quelques mois après, une nouvelle tumeur se développa avec assez de rapidité dans le cul-de-sac supérieur. Je proposai une nouvelle opération, mais le malade ne voulut pas y consentir. L'examen de la tumeur, fait par M. Cornil, démontra qu'il s'agissait bien d'un sarcome mélanique.

Observation VI

(DESMARRES, *Traité des maladies des yeux*, Paris, 1855.)

Dans le mois de juin 1852, se présente à ma clinique le nommé Dumas, tailleur, âgé d'environ quarante ans. Cet homme est d'une assez faible constitution; il digère bien cependant et ne se sent pas malade. Il a recours à moi parce qu'il porte, depuis plus d'une année, une tumeur qui, depuis quelque temps, fait des progrès assez rapides. Cette tumeur, placée à la partie inférieure et externe de l'œil, couvre le tiers de la cornée et s'étend d'un demi-centimètre au-dessus de la conjonctive. Elle est d'une couleur noirâtre, lisse et prend une teinte légèrement rosée vers son extrémité scléroticale.

Je ne cache pas au malade la gravité de cette affection, et je lui fais comprendre qu'il serait avantageux pour lui de faire le sacrifice de son œil. Sur son refus, j'enlève seulement la tumeur par la dissection au ras de la cornée et de la sclérotique. L'opération n'est suivie d'aucun accident sérieux, et la plaie se cicatrise rapidement.

Le 28 février 1853, le malade se représente à ma clinique; la

tumeur s'est reproduite et a acquis un volume quatre fois plus considérable. La sclérotique est envahie dans une assez grande étendue.
La tumeur est d'une couleur rosée, tachetée en haut, en bas et dans
quelques points de sa surface par une matière noirâtre. La moitié
interne de la cornée est saine. Derrière elle, on voit la moitié correspondante de la pupille qui conserve son aspect accoutumé. Le malade
voit l'heure à une montre et lit même avec assez de facilité. La conjonctive bulbaire offre en dehors plusieurs gros vaisseaux variqueux.
Lorsque l'œil est ouvert, la paupière inférieure est assez fortement
déprimée par la tumeur; lorsqu'il est fermé, celle-ci fait une saillie
prononcée sous les paupières. L'œil est quelquefois larmoyant et
embarrassé de mucosités. Malgré la constitution peu robuste du malade,
la santé générale est bonne.

Je propose de nouveau au malade le sacrifice de son œil, qui, cette
fois, est accepté, et je pratique l'opération le surlendemain 2 mars.
L'hémorrhagie fut insignifiante, et la guérison s'obtint presque aussi
rapidement que la première fois. Deux mois environ après l'opération,
le moignon était en état de porter un œil artificiel, mais je ne le permis
pas, dans la crainte d'une reproduction plus rapide de la maladie.

J'ai revu le malade en 1854; il allait toujours bien.

OBSERVATION VII

(DESMARRES, Loc. cit.)

Robert, âgé de cinquante ans, cultivateur à Saint-Gervais, porte
également une tumeur de la cornée et de la sclérotique du côté droit.
Cette tumeur présentait une forme bilobée et le volume d'une petite
fève. Le diagnostic sur le vivant et le microscope s'accordèrent à la
considérer comme maligne (j'en avais enlevé une petite partie pour
l'examen). Elle s'étendait du côté interne jusqu'au milieu de la pupille
et avait environ son milieu sur la jonction de la cornée à la sciéro-
tique, qui se trouvait ainsi recouverte par la moitié externe de la
tumeur. Elle était framboisée et entourée de vaisseaux sur la conjonctive bulbaire. Le mal s'étendant trop loin pour que je songeasse à
conserver un moignon, l'extirpation de l'œil fut proposée et acceptée,
et je la pratiquai le 19 avril 1852 par le procédé ordinaire. La dissection de l'œil extirpé montre que les membranes internes sont saines.
Le néoplasme occupe environ un tiers de l'épaisseur de la sclérotique
et gagne plus profondément à mesure qu'on s'éloigne de la jonction
sclérotico-cornéenne. A un millimètre environ de cette ligne, les

fibres de la cornée sont détruites et remplacées par du tissu squirrheux, qui pénètre jusqu'à la membrane de Descemet. En avançant vers le centre de la cornée, on reconnait encore les fibres malades comme parcheminées ou tannées, qui sont en contact avec les éléments de la tumeur cancéreuse. Un bon tiers de la cornée est ainsi occupé par la dégénérescence. La tumeur maligne est bien limitée par une cellule dans la muqueuse conjonctivale, là où elle a été tranchée par le bistouri. Rien dans l'insertion du muscle droit externe ni dans le tissu cellulo-graisseux voisin. En un mot, l'extirpation du mal est aussi radicale que possible.

Le malade guérit rapidement et quitte Paris pour retourner dans son pays. Il me donne de ses nouvelles de temps en temps, et jusqu'ici il n'y a pas eu de récidive.

OBSERVATION VIII

(The Lancet, 6 février 1875. Pathological Society of London.)

M. Georges Lawson montre un œil qu'il a enlevé pour une tumeur sarcomateuse, développée sur la sclérotique et la cornée.

Deux ans auparavant, la tumeur s'est montrée pour la première fois sous la forme d'une petite tache sur la conjonctive, à la partie interne de l'œil; depuis elle a continué à s'accroître jusqu'en août 1874. A ce moment elle a atteint un tel volume que l'occlusion des paupières devient impossible. Elle fut enlevée par M. Gooch, de Windsor, mais la tumeur ne tarda pas à reparaître et augmenta jusqu'en novembre dernier, époque à laquelle M. Lawson vit la malade pour la première fois. Il y avait une tumeur étendue sur la partie interne de l'œil, et s'étendant sur la cornée de manière à recouvrir la plus grande partie de la pupille. Comme il existait une gêne considérable, et que les hémorrhagies étaient fréquentes, M. Lawson pratiqua l'énucléation de l'œil. La tumeur était un sarcome à cellules rondes, située sur la sclérotique et la cornée, et n'envahissant ni la choroïde ni les procès ciliaires. Le patient a guéri et la maladie n'a pas reparu.

OBSERVATION IX

(MACKENSIE, loc. cit., obs. DDXXVI.)

M. Travers rapporte l'observation d'une dame chez qui la cornée était cachée par une tumeur d'un pourpre noirâtre, et qui faisait entre les paupières une saillie qui occasionnait une gêne et une difformité fort grandes. Elle paraissait lobulée et ressemblait un peu à une grappe de raisin de Corinthe à grains d'inégale grosseur. M. Travers pratiqua l'extirpation de la moitié antérieure du globe de l'œil. L'examen de la tumeur démontra que la sclérotique était intacte et que l'excroissance morbide qui était appliquée contre la cornée et la sclérotique, auxquelles elle adhérait dans une petite étendue, devait son aspect lobulé à la dégénérescence de la conjonctive. On apercevait de minces bandes blanches, les seuls vestiges qui restassent de cette membrane qui, sous la forme de cloisons, séparait les lobules les uns des autres à des distances irrégulières. La substance même de la tumeur était en partie solide, en partie pulpeuse, d'une couleur noire, tachetée de blanc çà et là. Son épaisseur était d'environ un demi-pouce.

Travers dit que la première fois qu'il vit cette tumeur, il crut qu'il s'agissait d'un fongus naissant de l'iris ou de la choroïde, qui s'était porté au dehors en perforant la cornée; mais le malade se rétablit facilement et le reste de l'œil s'affaissa.

OBSERVATION X

(BAUMGARTEN, Arch. für Heilkunde, 1875.)

Le malade s'est présenté le 25 mars à la polyclinique universitaire. L'examen de ses antécédents apprend qu'il n'a jamais souffert des yeux auparavant. Il y a deux ans, il a remarqué pour la première fois une petite tache noire située sur le bord de la cornée du côté droit. Cette tache s'est accrue avec lenteur.

Si l'on vient à l'examiner, on découvre une petite tumeur triangulaire assez nettement circonscrite, touchant par son sommet l'extrémité inférieure du rebord cornéal, par sa base le cul-de-sac inférieur de la conjonctive; il en existe une autre aussi grande à la partie externe. Leur coloration est brunâtre, mais irrégulièrement, car elle va s'éclaircissant de dedans en dehors. Cette tumeur est remarquable en outre par la saillie qu'elle fait et par son adhérence intime à sa base d'implantation. De la tumeur part un réseau sanguin constitué par des artères volumineuses et des veines plus petites, la compression fait facilement reconnaître ces dernières.

28 janvier 1874. Acuité de la vision, à droite 1/2, à gauche 2/3. La tumeur cornéenne, de forme pyramidale, mesure à sa base 7 millimètres, à son sommet 2 millimètres de largeur. Elle s'étend en longueur jusqu'au cul-de-sac inférieur de la conjonctive et mesure 17 millimètres.

10 février. Pour les mesures correspondantes 8, 14, 18.

Le 25 : 8, 4, 19.

6 mars : même état.

Le 31 : 9, 5, 20.

Il résulte donc que jusqu'au mois de septembre, la croissance a été lente, puis elle s'est effectuée rapidement. Le malade va se faire opérer à la clinique particulière du docteur Hippel.

6 octobre. Rien d'anormal à la face externe des paupières; à la partie interne, on trouve une petite tumeur noirâtre, située au niveau du cul-de-sac supérieur, de 6 millimètres de longueur. Elle se prolonge jusqu'au niveau du cartilage tarse. Non loin d'elle on observe deux à trois petites taches arrondies et assez mobiles.

En écartant suffisamment les paupières, on constate que toute la partie du cul-de-sac conjonctival inférieur est parsemée de nodules noirs plus ou moins grands, de la grosseur d'une tête d'épingle à celle d'un pois; le plus grand de ces nodules est rapproché de la cornée. Il est absolument immobile par rapport à cette membrane.

Le malade ne peut attribuer aucune cause à sa maladie. Il n'y a pas eu de traumatisme. Dans la famille, on n'aurait jamais observé de tumeur de mauvaise nature.

On opère l'énucléation du globe selon la méthode de Bonnet.

Examen histologique. — La pièce est placée dans la solution de Müller. Des tranches très fines sont enlevées de façon à isoler en entier l'épithélium conjonctival. Les autres éléments observés étaient des cellules rondes dont on peut distinguer trois groupes :

1° Petites cellules rondes non colorées, analogues aux corpuscules de la lymphe;

2° Grandes cellules épithélioïdes incolores ou très peu colorées;

3° Granulations pigmentaires et cellules colorées de forme et de grandeur variables. Avec ces éléments cellulaires, on a aperçu de rares traces de tissu conjonctif fibrillaire, contenant des noyaux fusiformes et de nombreux vaisseaux remplis d'un sang noirâtre.

Voici maintenant les propriétés spéciales des cellules. Celles du premier groupe ressemblaient tellement par leur forme et par leur grandeur aux corpuscules de la lymphe et aux cellules incolores du sang, qu'on peut se dispenser d'une plus ample description; jamais elles ne furent trouvées colorées, et on ne put percevoir de transition entre elles et les autres éléments cellulaires que nous allons décrire.

Les cellules du second groupe étaient aplaties, les unes polygonales, les autres ovales ou rondes, mesurant 0,0115 dans leur plus grand diamètre. Elles contenaient un grand noyau ovale ou rond et plusieurs corpuscules de noyaux. Chez beaucoup d'entre elles, le protoplasma était parsemé d'un semis granuleux d'un jaune brun.

Quant aux cellules du troisième groupe, elles ne semblaient tout d'abord se distinguer des éléments précédents que par un dépôt plus abondant d'un pigment granuleux brun ou rosé jaune, disposé soit d'une manière diffuse, soit en petits globules, ressemblant à s'y méprendre aux corpuscules du sang, soit enfin en grands grumeaux ronds et ovales. Mais, de fait, ces éléments colorés se sont présentés sous forme de corps allongés, fusiformes, les uns à noyaux nets, ovales, parfois pigmentés, les autres imprégnés d'un pigment sombre. Ces corps avaient un aspect piriforme ou bilobé. A côté, se trouvaient de ces éléments nucléifères libres; puis d'autres présentant des transitions qui conduisaient aux cellules à pigment ovales et rondes.

Quant aux cellules de la cornée, avaient-elles participé aux phénomènes de prolifération, ou bien ne jouaient-elles qu'un rôle passif? La question de prime-abord paraissait difficile à résoudre. Il allait de soi que le point de départ de l'ensemble de la prolifération devait se trouver dans les corpuscules du tissu conjonctif sous-conjonctival, car la sclérotique et l'épithélium de la conjonctive étaient complètement intacts. Des examens ultérieurs ne m'ont pas permis d'apporter les éclaircissements désirés. J'ai constaté cependant, à côté des plaques cellulaires normales à un seul noyau, de grands éléments incolores à double noyau, lesquels correspondaient entièrement comme forme et comme grosseur aux éléments colorés qui ont été décrits dans le troisième groupe. Aussi, je n'hésite pas à faire des endothéliums du tissu conjonctif épithélium, toutes les cellules épithélioïdes de la tumeur.

Pour ce qui est du développement du pigment dans les cellules, je ferai observer tout d'abord que le cas de Langhaus, analogue au mien (*Virchow Arch.,* 1, 49, fasc. I, p. 117), a été invoqué autrefois par cet investigateur pour soutenir la théorie d'après laquelle le pigment se forme au moyen de cellules contenant les corpuscules du sang. Quelques efforts que j'aie faits pour trouver ces produits sur ma pièce encore fraîche, je n'ai pu trouver rien qui indiquât qu'il en fût ainsi. Nulle part, je n'ai trouvé aucune trace d'hémorrhagie. Tout le groupe des cellules rondes était du reste incolore.

OBSERVATION XI

(PANAS, in Anatomie pathologique de l'œil.)

M. R..., vieillard de soixante-dix-neuf ans, tempérament vigoureux, et constitution extrêmement robuste, d'une grande sobriété, ayant toujours mené la vie la plus réglée, n'a jamais eu de maladies, sauf des fièvres intermittentes tierces, il y a sept ans, à la suite d'un séjour prolongé et très fatigant dans les marais de la Vendée. Ces fièvres durèrent pendant tout un hiver; elles cédèrent à l'emploi du sulfate de quinine et n'ont plus reparu que deux fois en quelques accès isolés.

A l'âge de seize ans, il fit une chute à la suite de laquelle il conserva toute sa vie une petite plaque, comme ecchymotique, à la partie externe de la cornée (œil gauche). La vision n'en fut pas moins excellente. M. R... lit du matin au soir, sans lunettes, les caractères même les plus fins.

Dans l'été 1875, vers le mois de juillet, apparut un petit point noirâtre sur l'emplacement même de l'ecchymose; ce point ne tarda pas à s'accroître; il avait l'apparence d'une grosse tête d'épingle, lorsque deux chirurgiens de la ville habitée par le malade furent appelés à l'examiner. Le diagnostic porté, après examen ophthalmo-scopique, fut *mélanome*. On ne fut pas d'avis d'opérer.

Bientôt la petite tumeur gagna de plus en plus, surtout vers le bord pupillaire; elle ne tarda pas à rétrécir considérablement la vision, et lorsque le malade se présenta à nous, en mai 1876, nous aperçûmes la partie antérieure du globe oculaire complètement recouverte par une tumeur d'aspect noir grisâtre, constamment baignée par un suintement sanieux, sans odeur; elle était du reste indolente, quasi molle.

La vision était absolument abolie de ce côté; l'œil répondant aux mouvements tout comme l'œil droit tout à fait sain et vu la santé excellente du malade, nous résolûmes de pratiquer l'énucléation.

L'opération eut lieu le 10 mai; le chloroforme fut difficilement supporté. Du moment où l'aiguille pénétra dans le globe oculaire, il s'écoula une humeur vitrée, fluidifiée, jaunâtre. Rien autre chose à signaler. Un phlegmon de l'orbite se déclara deux jours après l'opéra-tion; sous l'influence d'un traitement énergique, on put arriver à juguler cette complication.

Le malade quitta Paris dans les premiers jours de juin pour retourner en province; des soins de propreté minutieux furent recommandés et pratiqués plusieurs fois par jour dans la cavité orbitaire.

Actuellement (septembre 1876), le malade a repris toutes ses habitudes, lit autant que par le passé; la santé générale est aussi parfaite que possible.

Examen microscopique et histologique (Résumé). — Sur une coupe antéro-postérieure de l'œil, on voit la masse néoplasique adhérer à la partie externe de la cornée et à la conjonctive adjacente. Plus loin, elle ne fait que coiffer la totalité de la cornée sans y adhérer.

Sur une coupe horizontale passant par le pédicule de la tumeur et la moitié correspondante de la cornée, on voit la tumeur confondue avec la conjonctive, l'épisclère et la terminaison de la sclérotique.

L'examen histologique démontre qu'il s'agit d'un néoplasme mixte formé en partie d'éléments épithélioïdes, sphériques, bien que légèrement polygonaux par pression réciproque. Ces éléments granuleux et pourvus de molécules pigmentaires pour un certain nombre d'entre eux sont disposés sous forme de globes, séparés par des cloisons lamineuses, pourvues elles-mêmes çà et là de cellules fusiformes et mélaniques, et enfin en arrière de cellules arrondies embryoplastiques et de véritables globules sanguins.

On peut conclure, d'après cela, qu'il s'agit d'un épithélio-sarcome vasculaire et mélanique, ayant pour point de départ le limbe conjonctival, la portion correspondante de l'épisclère, ainsi que le point de jonction de la cornée avec la sclérotique.

OBSERVATION XII

(WARREN, in *Surg. Obs. on tumours*, 1839, p. 518.)

Dans le mois de juin 1810, un malade atteint d'une tumeur mélanique de l'œil droit vint à Boston. Le volume de la tumeur était alors environ le double d'un pois. La première apparition avait eu lieu il y a vingt ans, et, quelque temps après, elle fut enlevée par le Dr Miller, de Franklin. La guérison se maintint pendant dix-huit ans, au bout desquels survint une récidive qui nécessita une seconde opération. Comme j'étais absent de la ville quand le malade arriva, celui-ci fut adressé au Dr Hayward.

Il entra à l'hôpital, et on lui enleva la tumeur. Trois ans après, nouvelle récidive qui ramène le nouveau néoplasme au volume qu'il avait précédemment. Nouvelle opération. Deux ou trois ans après, il retourna avec la tumeur que nous avons observée. Quoiqu'il ne ressentit aucune douleur et que le sens de la vision fût intact, il éprouvait do vives inquiétudes sur les dimensions de la tumeur. Aussi, comme il était parfaitement évident que l'extirpation seule amènerait une guérison durable, l'œil fut enlevé par le Dr Hayward. Il se rétablit bientôt après, et n'ayant plus entendu parler de lui, je présume qu'il continue à se bien porter.

L'œil enlevé présentait les caractères suivants : le globe de l'œil est à peine reconnaissable. On aperçoit un corps globuleux blanc plus large que le globe naturel et enfoncé dans une masse irrégulière noirâtre. Cette masse est située, ou a été, au début, sur la partie extérieure de l'œil. Maintenant, elle s'étend en haut, en dedans et en arrière, de façon à laisser une petite partie de la sclérotique visible à la partie inféro-interne. A la partie postérieure de l'œil, on découvre environ le tiers de la sclérotique. La tumeur s'avance en dedans sur la cornée, qu'elle recouvre en partie, en l'envahissant sur une étendue d'un demi-pouce environ.

En ouvrant le globe, en arrière de la tumeur, la sclérotique a son aspect normal ; mais, à son niveau, elle se présente ridée. L'iris et la choroïde sont indemnes : de même pour la rétine. Le nerf optique paraît plus large que d'habitude. Si l'on fait maintenant une section de la tumeur, on peut voir qu'elle est plus noire en dedans qu'en dehors. Sa consistance est tout à fait dure, sa texture fibreuse. Dans la masse noire se dessine un réseau de fibres blanches.

A la première vue de la tumeur, j'avais la conviction, à cause de la coloration, qu'elle devait être un produit de la choroïde ; mais j'ai été induit en erreur. La choroïde n'adhère à aucun degré à la tumeur. Celle-ci, sans aucun doute, est née de la sclérotique, et elle en a l'organisation fibreuse. D'où vient donc cette couleur noire ? C'est ce que je ne puis dire.

CONCLUSION

Les conclusions qui suivent nous paraissent résumer fidèlement les quelques propositions que nous avons cherché à développer :

1° Les sarcomes mélaniques extérieurs de l'œil se développent exclusivement sur la conjonctive;

2° Ces tumeurs se développent surtout aux dépens du limbe conjonctival, par conséquent à l'union de la cornée et de la sclérotique;

3° Elles s'étalent sur la coque oculaire et s'appuient sur la sclérotique et la cornée, qui ne prennent aucune part à leur développement. Ces membranes souffrent même très peu de ce voisinage; seul l'épithélium de la cornée, d'abord soulevé par le néoplasme, ne tarde pas à disparaître;

4° Bien que le développement de ces tumeurs soit remarquable par sa lenteur et ses allures bénignes du début, leur structure est celle de tumeurs mélaniques les plus graves. Il importe donc de procéder à une opération radicale, pour peu qu'elles menacent de s'accroître et de s'étaler à la surface du globe de l'œil.

INDEX BIBLIOGRAPHIQUE

AMMON, *Gaz. Hop.*, 1844, n° 131.

BIMSENSTEIN. *Thèse*, Paris, 1879,

BOWMANN. *Société du Royaume-Uni*, 12 janv. 1882.

BRIÈRE. *Thèse*, Paris, 1873.

CORNIL ET RANVIER. *Anat. path.*

DECHAMBRE. *Dict.*

DEMARQUAY. *Traité des tumeurs de l'orbite*, Paris, 1860.

DESMARRES. *Traité des maladies des yeux*, Paris, 1855.
 — *Kératectomie*, in *Ann. d'ocul.*, 1843.

FANO. *Traité des maladies des yeux.*

GALEZOWSKI. *Diagnostic et traitement des aff. oculaires.*

GILLETTE. *Union médic.*, 1873, n° 34.

HEURTAUX. *Dict. Jaccoud*, art. *Mélanose.*

HAYEM. *Revue*, t. I, II, III, IV, V, VI.

LEBERT. *Traité prat. des mal. cancéreuses*, Paris, 1851.

LEDENTU. *Recueil d'oph.*, 1874.

MALGAIGNE. *In Revue méd. chir.*, déc. 1852.

MIDDLEMORE. *A threatise on the Diseases on tumours*, 1839.

PAGENSTECHER. Vienne, 1870.

PAMARD, *In Rev. méd. chir.*, déc. 1852.

PANAS. *Anat. path. de l'œil.*

SICHEL. *Iconogr. opht.*, 1852-59.

SCHWARTZ. *Dict. Jaccoud*, art. *Tendons.*

THOU. *Thèse*, Paris, 1879.

WARDROP. *The morbid anatomy of the Human Eye*, London, 1834.

WARREN. *In Surgical obs. on tumours*, 1839.

JOHN WILLIAMS. *Ophthalmi hospital report*, 1869.

VIRCHOW. *Pathol. des tumeurs*, 1869.

Bordeaux. — Imp. G. GOUNOUILHOU, rue Guiraude, 11.

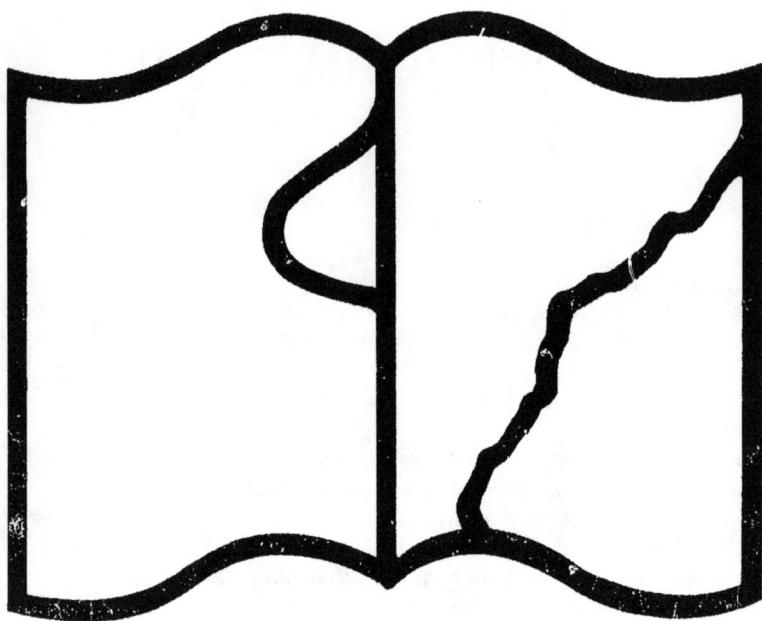

Texte détérioré — reliure défectueuse

NF Z 43-120-11

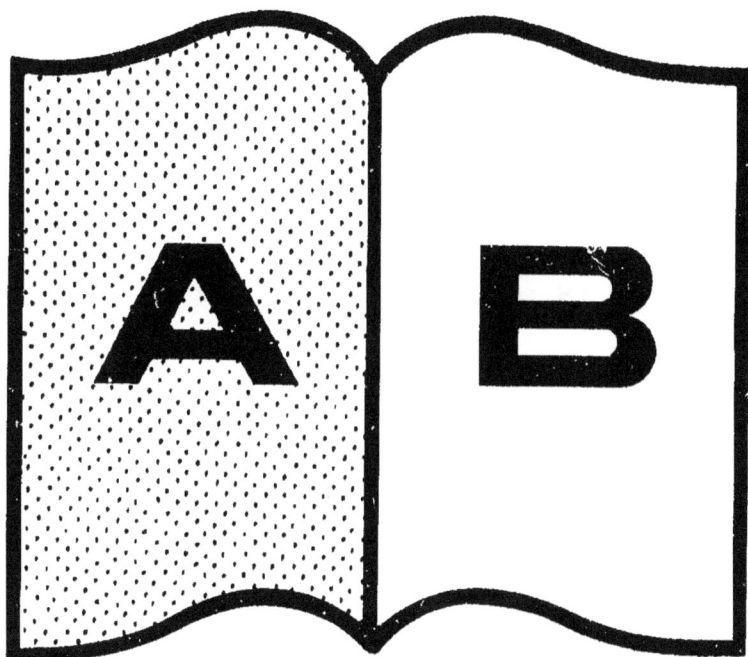

Contraste insuffisant

NF Z 43-120-14

www.ingramcontent.com/pod-product-compliance
Lightning Source LLC
Chambersburg PA
CBHW050550210326
41520CB00012B/2790